AF314223

DES
SCIENCES DITES ACCESSOIRES

ET DES

MÉTHODES SCIENTIFIQUES

ET

DE LEUR ROLE DANS L'ENSEIGNEMENT MÉDICAL

LETTRE

ADRESSÉE

A M. H. BOULEY, Membre de l'Institut, Inspecteur général des Écoles vétérinaires,
Directeur du RECUEIL DE MÉDECINE VÉTÉRINAIRE.

Par M. F. TABOURIN

Il n'y a point de sciences *appliquées*,
Il n'y a que des *applications* de la science.

PASTEUR.

PARIS

P. ASSELIN, LIBRAIRE DE LA FACULTÉ DE MÉDECINE
ET DE LA SOCIÉTÉ CENTRALE DE MÉDECINE VÉTÉRINAIRE
PLACE DE L'ÉCOLE-DE-MÉDECINE

1877

DES
SCIENCES DITES ACCESSOIRES

ET DES

MÉTHODES SCIENTIFIQUES

ET

DE LEUR ROLE DANS L'ENSEIGNEMENT MÉDICAL

> Il n'y a point de sciences *appliquées*,
> Il n'y a que des *applications* de la science.
>
> PASTEUR.

⸻

Monsieur le Directeur,

Voici une lettre que je ne vous aurais pas adressée il y a seulement quelques mois, dans la crainte qu'on ne me dise, comme à certain personnage de Molière : « Vous êtes orfèvre, monsieur Josse! » ; mais aujourd'hui que l'âge et surtout le mauvais état de ma santé me condamnent au repos, je puis m'expliquer franchement sur les sujets de cette lettre, sans crainte d'être accusé de prêcher pour mon saint, pour employer une locution vulgaire.

En France, les mots ont souvent une grande influence sur l'avenir des choses; c'est ainsi que la qualification de *sciences accessoires* donnée à la physique et à la chimie, dans le cadre de l'enseignement médical, est en grande partie la cause de l'espèce de dédain qu'on a affiché longtemps à leur égard et qu'un certain nombre de praticiens partagent encore de nos jours. Or, comme cette manière de voir est entièrement fausse et peut nuire aux progrès des sciences médicales, j'ai cru devoir essayer de redresser sur ce point l'opinion de mes confrères.

Dans la discussion qui s'est engagée dernièrement au sein de la Société centrale de médecine vétérinaire sur la genèse des maladies virulentes des animaux domestiques, j'ai été qualifié par un de ses membres de professeur de *sciences accessoires*. Évidemment, il y avait dans l'esprit de celui qui s'est servi de cette expression un certain dédain, non pas, j'aime à le croire, à l'égard de l'homme ou du professeur, mais bien pour les sciences que j'étais chargé d'enseigner. Assurément, si c'était seulement l'opinion personnelle de M. Leblanc, quelque considérable qu'elle soit, je ne m'y serais probablement pas arrêté; mais comme elle est malheureusement partagée par beaucoup de nos confrères, même dans les Écoles, et qu'un pareil préjugé est de nature à nuire aux progrès de notre art, j'ai entrepris, un peu témérairement peut-être, de le combattre avec vigueur. Pour le faire avec succès, j'ai besoin, Monsieur le Directeur, de prendre les choses un peu loin dans le passé, et c'est pour cela que je vous demande la permission d'user largement de l'hospitalité que vous avez bien voulu m'accorder, à diverses reprises, dans les colonnes du journal que vous dirigez avec tant d'autorité.

Bourgelat, au moins dans le principe, n'avait pas eu l'intention de faire des vétérinaires tels que nous les comprenons aujourd'hui, c'est-à-dire des hommes instruits dans presque toutes les parties du savoir humain, des *médecins d'animaux*, dont l'instruction doit marcher de pair avec celle des médecins de l'homme. Ce que voulut d'abord le fondateur, c'était de prendre dans la corporation des maréchaux-ferrants les jeunes gens les plus intelligents et les moins ignorants, et d'en faire des hommes relativement éclairés et capables d'exercer l'art vétérinaire avec plus de sûreté et de méthode que leurs devanciers: il voulait en faire simplement des *artistes* en notre art, dénomination qu'ils ont portée jusqu'à la fin du siècle dernier et que leur donnent encore de nos jours bon nombre de personnes.

Déjà avant la fin du siècle passé, après la tourmente révolutionnaire, on sentit la nécessité de donner à l'enseignement vétérinaire une tournure plus scientifique; c'est dans ce but que les savants les plus illustres de Paris furent appelés à concourir à l'instruction des élèves de l'École d'Alfort; on peut citer Daubenton pour l'anatomie, Fourcroy pour la chimie, Yvart pour l'agronomie, et, plus tard, Dulong pour la physique et la chimie. Mais bientôt, en 1813, on eut l'idée malheureuse de faire deux classes de vétérinaires : les *maréchaux-vétérinaires*, qui n'étudiaient que pendant trois ans et qui n'avaient pas à s'occuper des sciences dites accessoires, et les *médecins-vétérinaires*, dont les études duraient cinq ans et comprenaient celle des sciences exactes. Les élèves du cours de médecine vétérinaire étaient choisis par un concours dans l'élite des maréchaux-vétérinaires sortant de Lyon et d'Alfort, les deux seules Écoles alors existantes, et ce cours supérieur avait lieu dans cette dernière École. Enfin, en présence des avantages manifestes qu'exerçait la culture des sciences dites *accessoires* sur l'intelligence des élèves, on résolut, en 1825, de n'accorder désormais aux élèves des Écoles vétérinaires qu'un seul titre, celui de *vétérinaire*, et de maintenir les sciences exactes dans le cadre de l'enseignement, bien que le temps d'étude fût abaissé à quatre années pour tous les élèves.

A l'École d'Alfort, où Lassaigne succéda à Dulong, la chaire qui comprenait les cours dits *accessoires*, plus la matière médicale et la pharmacie, resta confiée à un professeur titulaire; mais à Lyon, et plus tard à l'École de Toulouse, cette chaire était occupée par ce qu'on appelait alors un *professeur-adjoint*. Il résultait de cette position non-définitive du professeur une certaine infériorité et surtout une instabilité qui nuisait considérablement à cette partie de l'enseignement, notamment dans la formation du matériel si important destiné aux démonstrations des cours de physique et de chimie. Nous allons voir ce qui advint à cet égard à l'École de Lyon.

A la fin de l'année 1843, par suite de circonstances qu'il est inutile de relater ici, la chaire des cours dits accessoires se trouva dépourvue à la fois et de professeur et de chef de service. Quoique attaché alors en qualité de chef de service à une chaire de nature très-différente, celle d'anatomie et de physiologie, je fus chargé de professer aux élèves la physique et la chimie, sciences dont je ne m'étais jamais occupé jusqu'alors d'une façon spéciale. La tâche qui me fut imposée en cette circonstance, et qui dura deux ans, était donc très-rude pour moi et pleine de périls. Néanmoins, en 1845, à la suite d'un concours, je fus nommé professeur-adjoint, et bientôt après, cette position transitoire ayant été supprimée, je devins professeur titulaire de la chaire que j'avais occupée à titre provisoire pendant près de deux années.

Une fois en possession définitive de la chaire des sciences dites accessoires, je m'appliquai avec soin à organiser les cours qui m'étaien confiés et surtout à compléter le matériel de démonstration des diverses branches de mon enseignement, qui laissait alors beaucoup à désirer. Les circonstances, je dois en convenir, me favorisèrent beaucoup, car c'est précisément à cette époque que commença la restauration de notre École; seulement, je rencontrai sur ma route des obstacles imprévus que je dois faire connaître afin que les responsabilités remontent à qui de droit.

L'architecte chargé de la reconstruction de l'École de Lyon, M. Chabrol, plein de talent et de bonne volonté, avait le bon esprit de laisser à chaque professeur le soin de distribuer les locaux affectés à son service comme il l'entendait. Il disait à chacun de nous : « Voici l'espace dont je peux disposer pour votre chaire; arrangez-vous là-dedans comme il vous conviendra le mieux pour les besoins de vos études et de votre enseignement. » Fort de cette autorisation, j'avais divisé l'espace mis à ma disposition de manière à ce que chaque partie de ma chaire eût satisfaction dans la mesure du possible; je n'avais pas oublié non plus la nécessité où se trouve chaque professeur, non-seulement d'enseigner la science faite, mais encore de contribuer à ses progrès dans la mesure de ses ressources et de ses forces. On va voir que j'avais compté sans mon hôte.

A cette époque, l'inspecteur général des Écoles vétérinaires était M. Yvart, d'honorable mémoire, et connu surtout comme agriculteur et zootechnicien. C'était un esprit délié, un homme d'un rare bon sens, mais, il faut en convenir, à idées un peu étroites. Lorsque le plan de mon service fut présenté au conseil des professeurs que M. Yvart présidait, celui-ci, voyant figurer sur ce plan un laboratoire particulier pour le professeur, dit à l'architecte : « Il faut faire disparaître cela; l'École d'Alfort, qui possède un chimiste connu, M. Lassaigne, n'a pas de laboratoire pour le professeur; il ne saurait donc y en avoir ici, l'administration supérieure ne le voudrait pas. » Malgré mes protestations et celles de M. Chabrol, il fallut se résigner et accepter le lit de Procuste qu'on nous présentait.

Depuis cette époque, j'ai eu l'occasion fréquente de parler avec M. Yvart de cette particularité; dans les causeries amicales que j'avais avec lui à chaque inspection, j'exprimais le regret, non-seulement de n'avoir pas de laboratoire particulier, mais aussi de manquer d'une salle de manipulations pour les élèves du cours de chimie. « Voyons, monsieur l'inspecteur, lui disais-je, vous avez été professeur d'anatomie : admettez-vous qu'on puisse apprendre utilement cette science sans exercices de dissection? — Assurément non, me répondait-il. — Eh bien! pour moi, il est aussi impossible d'étudier fructueusement la chimie sans manipulations. Et puis, lui disais-je en plaisantant, l'*oxygène* vaut bien le *fémur!* — Il souriait, se grattait l'oreille avec un geste qui lui était familier, et me répondait : Je sens bien qu'au fond vous avez raison, mais c'est une idée prématurée; n'insistez pas, ce serait inutile, plus tard vous pourrez réussir. »

Depuis cette époque, déjà lointaine, je n'ai pas cessé de réclamer cette amélioration, que je considère comme fondamentale dans l'enseignement de la chimie, soit auprès des directeurs de l'École, soit auprès des inspecteurs qui se sont succédé. Longtemps j'ai été repoussé d'année en année, sans jamais aboutir à rien de pratique; néanmoins, l'idée avait fait son chemin; elle était acceptée en principe, et, sous l'habile direction de M. Rodet et la bienveillante administration de l'inspecteur actuel, on avait cherché à plusieurs reprises les moyens de la réaliser; enfin, elle va être bientôt mise en pratique, et, en prenant ma retraite, j'emporte la satisfaction de voir se réaliser un projet que j'ai caressé pendant vingt-cinq ans.

Un jour, après avoir longuement entretenu M. Yvart des intérêts de mon service, et craignant de l'avoir fatigué par mon insistance, je lui dis à la fin de notre causerie : « Je vous demande pardon, monsieur l'inspecteur, de vous tourmenter ainsi, mais, vous le savez, chacun prêche pour son saint. » Il me répondit immédiatement par les paroles suivantes, que je tiens à faire figurer dans cette lettre : « Non-seulement je ne vous blâme pas, mais encore je vous approuve complétement; de ce que je résiste souvent à vos demandes, vous auriez tort de conclure que je suis ennemi de vos cours ou que je les dédaigne; il s'en faut bien. La plupart des jeunes gens qui entrent dans nos Écoles manquent de connaissances littéraires parce que les études qu'elles nécessitent sont longues, partant très-dispendieuses, et que le plus grand nombre des familles de nos élèves sont hors d'état de les supporter.

Les cours de physique et de chimie dont vous êtes chargé, indépendamment des connaissances générales qu'ils donnent à ces jeunes hommes et des applications nombreuses que nous en pouvons faire dans les diverses branches de notre enseignement, développent l'intelligence des élèves et deviennent ainsi un complément précieux d'instruction ; les études scientifiques remplacent les connaissances littéraires, qui font généralement défaut chez nos jeunes gens, et rétablissent ainsi l'équilibre, au moins en partie. »

Après avoir prononcé ces paroles remarquables, M. Yvart laissa tomber sa tête sur sa poitrine, selon son habitude, et réfléchit profondément pendant quelques instants ; puis, tout à coup, relevant le front, il m'adressa à brûle-pourpoint la question suivante : « Savez-vous quel est le professeur qui a exercé la plus grande influence sur mon esprit lorsque j'étais sur les bancs de l'École d'Alfort? — Je l'ignore, monsieur l'inspecteur, répondis-je. — Eh bien, je commence par vous dire que ce n'était pas un professeur vétérinaire, c'était Dulong, chargé des cours dits accessoires. Il commençait son cours de physique en nous rappelant les principales opérations de l'arithmétique et en nous donnant des notions élémentaires d'algèbre et de géométrie ; puis, ces connaissances élémentaires des mathématiques une fois acquises, le cours se développait en prenant toujours pour base ces études préliminaires. C'était court, clair et si bien enchaîné que la plupart des élèves en tiraient un très-bon parti. Le cours de chimie était fait avec la même intelligence. »

Ces réflexions de M. Yvart sur l'enseignement de Dulong et l'influence qu'il exerçait sur l'esprit scientifique des élèves du cours de médecine vétérinaire, n'ont assurément rien d'extraordinaire, car il s'agit ici d'un savant de premier ordre et dont le talent touchait parfois au génie, témoin la découverte de la loi de la chaleur spécifique des atomes, qui porte son nom et celui de Petit, et qui est considérée à juste titre comme une des plus belles conquêtes de la science moderne. On conçoit donc aisément qu'un professeur d'un mérite aussi exceptionnel ait eu auprès des élèves une grande autorité et que son influence sur leur esprit ait été grande et durable. Ce qui le prouve, c'est que M. Yvart n'est pas le seul qui ait fait cet aveu ; d'autres médecins vétérinaires, entre autres Bernard, de Toulouse, se plaisaient à faire la même déclaration, ainsi que M. Rodet me l'a souvent répété.

Il est une objection qu'on ne manquera pas de me faire et à laquelle je tiens à répondre immédiatement. Si l'influence de Dulong a été grande sur l'esprit de ses élèves, cela est bien naturel, puisque vous convenez vous-même que c'était quasi un homme de génie. Pouvez-vous espérer de voir souvent des hommes de cette valeur dans les chaires des cours dits accessoires dans les trois Écoles? Non, sans doute, car les hommes comme Dulong sont rares à toutes les époques, et surtout à la nôtre; en outre, la position des professeurs de nos Écoles est trop modeste pour y attirer les hommes d'un talent exceptionnel. Heureusement, cela n'est pas indispensable ; l'enseignement des sciences exactes est un des plus faciles, parce que ces sciences reposent sur des principes très-nets et que les moyens de démonstration des cours de physique et de chimie sont parfaitement réglés. Il suffit donc que le professeur qui en est chargé soit bien au courant des sciences qu'il doit enseigner et surtout initié au maniement des appareils et des procédés employés à leur démonstration. Car, qu'on le remarque bien, l'enseignement des sciences exactes n'est pas seulement utile aux élèves par les connaissances multiples qu'elles leur fournissent et qui trouveront plus tard leur emploi dans l'étude des sciences dites *appliquées*, mais encore et surtout par les méthodes rigoureuses que l'on emploie dans les démonstrations de ces cours et qui communiquent la véritable empreinte scientifique aux jeunes intelligences. Un professeur d'un talent ordinaire, pourvu qu'il soit dévoué à ses fonctions, suffit pour remplir convenablement cette tâche importante.

Quoi qu'il en soit, cette influence de Dulong sur l'esprit de ses élèves se révèle dans la plupart de leurs écrits; les vétérinaires de cette époque, qui étaient en pleine activité il y a environ quarante ans, donnaient dans nos annales et surtout dans le *Recueil*, le seul journal spécial alors existant, des Mémoires qui respirent un ardent amour pour la science et ses progrès, et qui, de plus, sont marqués pour la plupart au coin d'un excellent esprit scientifique. De nos jours, j'ai le regret de le dire, on ne trouve ni la même ardeur, ni surtout la rigueur scientifique qu'on remarquait dans les écrits des *médecins-vété-*

rinaires, élèves de Dulong. Aujourd'hui le *fait clinique* est tout, et le reste est considéré comme très-accessoire. Je ne veux pas dire, qu'on le remarque bien, que les vétérinaires actuels, considérés au point de vue *pratique*, sont inférieurs à leurs devanciers ; non, assurément ; tout ce que je tiens à établir en ce moment pour les besoins de la thèse que je me propose de soutenir dans cette lettre, c'est qu'au point de vue *théorique*, et surtout sous le rapport de l'esprit scientifique, ils laissent beaucoup à désirer. J'en dirai tout à l'heure la raison et je tâcherai d'en faire remonter la responsabilité à qui de droit. Pour cela, je vous demande la permission, Monsieur le Directeur, de prendre les choses d'un peu haut et de poser les principes de la double question qui fait l'objet de cette lettre, c'est-à-dire des *sciences accessoires* et des *méthodes scientifiques*. Nous allons procéder à un examen rapide de ces deux sujets.

I. — SCIENCES

Les sciences, considérées d'une manière générale, se divisent en deux catégories bien distinctes : les sciences *pures* ou *exactes* et les sciences dites *appliquées* ou *d'application*. Nous allons jeter un coup d'œil général sur les unes et sur les autres.

A. Les sciences pures, en les classant d'après leur degré de certitude, comprennent les *mathématiques*, l'*astronomie*, la *physique*, la *chimie* et l'*histoire naturelle*. Nous allons dire un mot de chacune d'elles, en insistant surtout sur celles qui entrent dans le cadre de l'enseignement médical.

1° Les *mathématiques*, dans leurs diverses branches, sont les sciences par excellence, puisqu'elles conduisent à la démonstration certaine des problèmes posés. Qu'elles partent d'un principe abstrait ou d'une donnée expérimentale, elles arrivent toujours à la formule définitive du principe donné ou du phénomène étudié. Les mathématiques constituent donc le complément nécessaire des moyens de démonstration théoriques ou pratiques en usage dans les autres sciences. Aussi quelques esprits sont-ils disposés à considérer cette portion des connaissances humaines moins comme une science que comme un moyen d'arriver à la vérité scientifique et de la formuler.

2° L'*astronomie* est une science essentiellement mathématique, ou plus exactement, c'est la branche principale des mathématiques. En se basant sur les lois de Képler et de Newton, l'astronome calcule exactement les mouvements des astres autour du soleil et des satellites autour de leur planète respective ; il peut prédire longtemps à l'avance les événements du ciel, les éclipses, par exemple, non-seulement au jour, à l'heure et à la minute, mais même à la seconde. C'est la certitude absolue dans l'étude de cet ordre de phénomènes.

3° La *physique* compte aussi parmi les sciences mathématiques. Sans doute l'*observation* directe des phénomènes spontanés joue encore un certain rôle dans ses moyens d'investigation, mais ce procédé empirique tend de plus en plus à disparaître. L'*expérimentation*, aidée par les appareils si ingénieux et si précis qu'on a déjà inventés ou qu'on imagine chaque jour, est, au contraire, un moyen puissant de progrès pour cette science et pour la démonstration des principes sur lesquels elle repose. Mais, il faut en convenir, l'étude complète et certaine de beaucoup de lois physiques, celles qui concernent les phénomènes d'optique, par exemple, n'est possible qu'à l'aide des mathématiques. Du reste, aujourd'hui, tous les phénomènes physiques se réduisant à des mouvements ou à des transformations de mouvements, il est clair que la tendance naturelle de la physique, qui n'est plus qu'une branche de la *mécanique générale*, est de se rapprocher de plus en plus des mathématiques.

4° La *chimie* paraît s'éloigner déjà des mathématiques, mais plus en apparence qu'en réalité, car les *éléments simples* se combinent entre eux ou se substituent les uns aux autres dans les combinaisons en quantité parfaitement déterminée, ou en poids ou en volume, en prenant l'un d'eux pour type, comme on le fait pour les densités. Cette quantité, qu'on appelle *équivalent* et qui pourra varier avec le temps, soit par le changement de l'*étalon*, soit par le perfectionnement des méthodes d'analyse, est une véritable *force chimique*, qui peut être soumise au calcul comme toutes les autres forces de la nature. La tendance du courant scientifique actuel, c'est aussi d'assimiler la chimie à la mécanique générale, comme on l'a déjà fait pour la physique. Si cette dernière science est devenue la mécanique des mouvements généraux, extérieurs ou visibles des corps, la chimie est la mécanique des mouvements intérieurs de la matière, des atomes, ou *mécanique moléculaire*. Toutefois, la chimie, au point de vue mathématique, n'est pas encore une science définitivement constituée et elle traverse en ce moment ce qu'on peut appeler une période de transition. En l'état actuel des choses, l'étude empirique des faits y joue un rôle encore trop considérable, mais la méthode expérimentale entre de plus en plus dans les recherches et les démonstrations chimiques et se substituera bientôt entièrement à la simple observation des phénomènes, qui ne conduit jamais à rien de certain.

5° Quant à l'*histoire naturelle*, elle s'éloigne encore beaucoup des sciences mathématiques, quoique la tendance actuelle des esprits soit de l'y ramener comme la plupart des connaissances humaines. Cette science, très-complexe, peut être divisée en deux portions bien distinctes : la partie *descriptive* et la partie *dogmatique* ou *scientifique*. La première forme trois sciences différentes, selon la nature des corps qu'elle étudie; ce sont : la *minéralogie*, la *botanique* et la *zoologie*. La seconde se subdivise en plusieurs branches, qui sont : la *géologie* ou anatomie de la terre, la *phytotomie* ou anatomie des végétaux, la *zootomie* ou anatomie des animaux, et, enfin, la *physiologie* ou étude des phénomènes de la vie chez les êtres organisés, végétaux et animaux, d'où sa subdivision naturelle en physiologie *végétale* et *animale*.

La partie descriptive de l'histoire naturelle est en grande partie encore tributaire de l'observation pure et simple des faits et le sera toujours dans une certaine mesure ; cependant la méthode expérimentale tend de plus en plus à y pénétrer, et l'emploi de certains instruments de précision, tels que le goniomètre pour les cristaux et le microscope pour les êtres organisés, est de plus en plus répandu. L'anatomie des êtres vivants, la seule que nous ayons à considérer ici, forme deux parties distinctes : l'*anatomie descriptive* ou étude des appareils et des organes qui les constituent et dont le scalpel est le principal moyen d'investigation ; l'*histologie* ou étude des tissus et de leurs derniers éléments et dont les principaux moyens d'étude sont le microscope et les réactifs chimiques. On le voit, l'anatomie, dans ses diverses branches, est arrivée en plein dans la période expérimentale. Enfin, la *physiologie,* véritable base de la médecine, naguère encore vague, incertaine ou conjecturale, parce qu'on avait employé pendant longtemps et presque d'une façon exclusive, comme moyen d'étude, l'observation empirique des phénomènes de la vie, s'est complétement transformée dans ces derniers temps, grâce aux progrès des sciences exactes et à l'emploi de la méthode expérimentale et des instruments de précision en usage dans ces sciences. Nous reviendrons un peu plus loin sur ce sujet.

B. Après ce coup d'œil rapide sur les sciences pures, il nous reste à donner un aperçu général des sciences dites appliquées, qui sont du domaine de la médecine proprement dite. Nous laisserons de côté les parties accessoires, pour concentrer toute notre attention sur les trois branches principales de la science médicale: ce sont : l'*hygiène*, la *pathologie* et la *thérapeutique.*

1° L'*hygiène,* comme l'indique le sens étymologique du mot, est l'art de conserver la santé et, par conséquent, de prévenir le développement des maladies. Elle comprend le *sujet,* qui est l'homme pour les médecins, et les animaux domestiques pour les vétérinaires, et les *agents,* qui agissent sur le sujet. La connaissance de ce dernier est donnée par l'anatomie, qui fait connaître son organisation, et par la physiologie, qui apprend à étudier ses fonctions à l'état normal. Quant aux agents hygiéniques, fort nombreux et très-divers par leur nature, on arrive à leur connaissance à l'aide des données fournies par la physique, la chimie et l'histoire naturelle. On divise l'hygiène en deux branches distinctes : *hygiène générale,* qui comprend l'étude des principes généraux applicables à toutes les espèces, et l'*hygiène spéciale,* étudiant les meilleures conditions hygiéniques pour les individus de chaque espèce. En outre, on distingue une sorte d'*hygiène publique,* connue en vétérinaire sous le nom de *police sanitaire,* et qui s'occupe des maladies contagieuses des animaux, lesquelles apparaissent souvent sous forme enzootique ou épizootique. Enfin, dans l'hygiène spéciale, les vétérinaires étudient l'art d'élever les animaux et d'en améliorer les races: c'est ce qu'on appelle la *zootechnie,* branche d'hygiène spéciale à l'art vétérinaire.

***

On le voit, l'hygiène, considérée dans ses diverses branches, s'appuie constamment sur les données fournies par les sciences exactes; c'est donc une science appliquée ou d'application dont les progrès sont subordonnés à ceux des sciences pures.

2° La *pathologie,* comme chacun le sait, est la partie de la science médicale qui s'occupe de l'étude des maladies de l'homme et des animaux. Elle se divise en *pathologie générale* et en *pathologie spéciale.* La première étudie l'état morbide d'une façon générale ou abstraite et le considère surtout dans ses origines, ses manifestations extérieures, ses lésions, ses phases et ses divers modes de traitement. La seconde, au contraire, étudie les individualités morbides dans les diverses espèces animales. Elle se subdivise en *externe* et *interne,* selon que les maladies ont leur siége à l'extérieur ou à l'intérieur du corps. Dans tous les cas, la pathologie, dans ses diverses parties, fait appel à l'anatomie et à la physiologie pour arriver à la connaissance des maladies, car l'état normal est un point de départ nécessaire pour juger par comparaison de l'état morbide. Enfin, dans l'institution du traitement, elle puise en outre dans les sciences exactes les connaissances indispensables, ainsi que nous allons le voir dans le paragraphe suivant.

3° La *thérapeutique* est la partie la plus importante et la plus immédiatement utile de l'art de guérir, car il ne suffit pas de déterminer le siége et la nature des maladies, le plus important est de les guérir. La thérapeutique, comme l'hygiène, présente à étudier, le *sujet,* qui est l'animal malade, et les *agents,* qui peuvent être fournis par l'hygiène, la chirurgie ou la pharmacie. Il est donc de toute évidence que la thérapeutique, comme l'hygiène et la pathologie, est une science qui emprunte ses données essentielles aux sciences exactes ou pures.

Comme conclusion logique tirée de la nature des choses, il est établi que ces trois branches principales de l'art de guérir, que l'on considère comme les parties fondamentales de la médecine, ne sont que des sciences de seconde main ou d'application, et que la plupart des progrès qu'elles peuvent réaliser sont subordonnés aux perfectionnements des sciences pures, qui leur servent de base et de guide nécessaire.

II. — Méthodes scientifiques

Ces méthodes, dans les sciences médicales, peuvent se réduire à deux principales : la méthode d'*observation* et la méthode d'*expérimentation*. Nous allons les caractériser l'une et l'autre.

1° L'*observation*, que l'on appelle encore *méthode naturelle*, *méthode empirique*, consiste à concentrer son attention et à fixer ses sens sur un corps ou un phénomène afin d'en saisir toutes les particularités. C'est cette méthode qu'ont employée les hommes dès l'origine des temps et lorsqu'ils se sont mis à observer la nature. C'est par ce moyen si simple et si naturel qu'on est parvenu à rassembler les matériaux qui constituent les connaissances humaines et que la science moderne est en train de débrouiller, de classer et de rectifier par une méthode plus précise.

Les organes des sens sont chargés de mettre les centres nerveux, siége de l'entendement, en rapport avec le monde extérieur ; c'est donc par eux que l'homme acquiert la connaissance de tout ce qui l'entoure. Leur intervention dans les connaissances humaines n'a pas la même étendue ni la même puissance dans chacun d'eux. En astronomie, où il s'agit de corps et de phénomènes très-éloignés de l'observateur, on ne peut utiliser qu'un seul sens, celui de la *vue*, encore est-il nécessaire de le compléter par certains instruments d'optique qui ont pour effet de grossir et de rapprocher les objets. En physique, outre la vue simple ou aidée du microscope, on utilise aussi le *toucher* et l'*ouïe*, qui viennent souvent rectifier les notions parfois erronées de l'œil. Enfin, en chimie, indépendamment des trois sens dont nous venons de parler, on met encore en jeu le *goût* et l'*odorat*, que l'on a qualifiés avec raison de *sens chimiques*.

Ainsi que nous l'avons précédemment établi, l'observation empirique des faits n'a plus qu'une importance très-secondaire en physique et en chimie ; mais il n'en est pas de même en histoire naturelle, surtout dans la partie descriptive, où l'intervention des organes des sens seuls suffit pour faire connaître les caractères différentiels des individus constituant les différentes espèces minérales, végétales ou animales. Cette méthode est également employée dans les sciences d'application, telles que l'hygiène, la pathologie et la thérapeutique, ainsi que nous le verrons tout à l'heure.

Si l'observation pure et simple est suffisante pour l'étude des objets matériels, il n'en est pas de même dans l'étude de la plupart des phénomènes de la nature. En effet, ces phénomènes, outre qu'ils sont toujours plus ou moins complexes, sont souvent rapides ou fugitifs et se produisent généralement au milieu de forces multiples parmi lesquelles il est difficile de distinguer et de mesurer la force effective des forces perturbatrices. Voilà pourquoi, dans les sciences exactes, on tend de plus en plus à abandonner cette méthode, attendu qu'elle ne donne jamais que des notions vagues et incertaines, ainsi que nous le démontrerons bientôt par des exemples frappants.

2° *L'expérimentation*, encore appelée *méthode expérimentale*, consiste à reproduire, en totalité ou en partie, ou même à provoquer la naissance des phénomènes que l'on veut étudier. Cette méthode, déjà préconisée par Bacon et Descartes, a été longtemps dédaignée ; mais depuis le milieu du siècle dernier elle a été mise en honneur, surtout en France (1), et aujourd'hui elle tend à dominer toutes les connaissances humaines, malgré l'opposition de l'école dite *spiritualiste*. C'est par elle, en effet, que se sont réalisés tous les progrès réels que les sciences ont accomplis depuis un siècle, et c'est aussi de cette méthode que dépendent les progrès futurs que feront ces sciences. Dans la méthode expérimentale les sens ne jouent plus le rôle principal dans les recherches, ils sont aidés par des appareils plus ou moins ingénieux, qui nous donnent des résultats si nets et si précis que l'esprit n'a plus qu'à les saisir et à les enregistrer. Les phénomènes spontanés de la nature sont d'une étude très-difficile, parce qu'ils sont, comme nous le disions tout à l'heure, plus ou moins complexes, de peu de durée et souvent accompagnés de forces étrangères et perturbatrices qui compliquent le problème et nous conduisent souvent à l'erreur. L'expérimentateur, en reproduisant ces phénomènes, peut les simplifier, en

----

(1) En France, d'après M. Cl. Bernard, on compte trois grands maîtres dans la méthode expérimentale : un mathématicien, Laplace, un chimiste, Lavoisier, et un physiologiste, Magendie.

ralentir la marche et écarter la plupart des causes d'erreur, comme on le voit, par exemple, dans la démonstration des lois de la chute des corps, et arriver par cette voie à ce que l'on appelle la *vérité scienti-fique*. Voilà les avantages de la méthode expérimentale et qui lui assurent pour toujours la prééminence comme moyen d'investigation et de démonstration, dans toutes les sciences vraiment dignes de ce nom.

Mais je m'arrête, Monsieur le Directeur, dans la crainte de fatiguer vos lecteurs par ces considérations un peu abstraites. Je préfère, pour justifier la thèse que je soutiens ici, m'appuyer sur quelques exemples bien choisis. Toutefois, permettez-moi de faire précéder ces exemples des quatre propositions suivantes, qui me paraissent fondamentales :

I. L'homme juge d'une façon nette et précise les faits simples qui se présentent à son examen ;

II. Il juge d'une façon vague et incertaine les faits complexes qui s'offrent à son investigation ;

III. Les faits d'expérimentation sont toujours plus simples, puisqu'ils dépendent de la volonté de l'expérimentateur ;

IV. Les faits spontanés ou naturels sont toujours plus ou moins compliqués, parce qu'ils sont produits par la nature et qu'ils sont indépendants de la volonté de l'observateur.

Ces principes sont tellement simples et d'une telle évidence, qu'il me paraît inutile d'en démontrer la justesse par un long raisonnement ; peut-être même paraîtront-ils à quelques esprits pointilleux par trop naïfs ou même empruntés au répertoire de M. de Lapalisse ; néanmoins, je les maintiens comme nécessaires à la démonstration que je poursuis ici, c'est-à-dire à prouver l'excellence de l'expérimentation comme méthode scientifique. Cela dit, je passe à l'exposition des exemples qui me semblent de nature à appuyer auprès des lecteurs la justesse des principes posés précédemment. Je commence par un fait extra-scientifique.

a. Il est un phénomène quotidien très-simple et sur lequel il nous semble facile de porter un jugement précis : il s'agit du passage de la nuit au jour et du jour à la nuit ; cependant il n'en est rien, parce qu'il y a une phase intermédiaire entre le jour et la nuit qu'on appelle le *crépuscule* et qui jette dans l'esprit de l'observateur une grande incertitude sur le moment précis de ces changements journaliers. Les musulmans ont chaque année une période d'abstinence comparable à notre carême et qu'on appelle le *rhamazan ;* or, tant que le jour subsiste, il est défendu aux croyants de boire, de manger et même de fumer, tandis que, la nuit venue, ils peuvent s'y livrer en toute licence. Les sectateurs de Mahomet, qui ont généralement une foi très-vive, ont donc le plus grand intérêt à savoir le moment précis où la nuit succède au jour et réciproquement ; par l'observation directe des phénomènes naturels, il est extrêmement difficile d'arriver à ce résultat ; aussi ont-ils imaginé un moyen très-simple et très-original pour y parvenir : ils prennent deux fils de laine, un noir et un blanc ; tant qu'on distingue nettement les fils l'un de l'autre, le jour existe ; lorsque, au contraire, on les confond, la nuit est venue. Voilà, si je ne m'abuse, un moyen véritablement expérimental de simplifier les choses. Cela dit, passons à un autre exemple.

b. Les phénomènes de la *foudre* sont connus de toute antiquité ; ils ont exercé pendant des siècles une grande terreur sur les hommes, parce qu'ils les considéraient comme l'expression visible de la colère divine. Que savait-on sur ces phénomènes redoutables jusqu'au milieu du siècle dernier? Rien ou presque rien : ce qui démontre une fois de plus l'impuissance de l'observation directe à pénétrer la nature des phénomènes spontanés, toujours plus ou moins complexes. Mais vers le milieu du xviiᵉ siècle, De Romas et Dalibart, en France, et Franklin, en Amérique, ayant fait descendre le fluide électrique qui produit les orages jusque sur la terre, à l'aide de barres de fer isolées ou de la corde d'un cerf-volant, il fut démontré que les phénomènes de la foudre étaient dus aux effets d'une électricité semblable, à l'intensité près, à celle que nous produisons à l'aide de nos machines. Ici encore l'expérimentation a jugé d'une façon nette et définitive la nature d'un des phénomènes de l'atmosphère que l'observation empirique des siècles passés avait été impuissante à pénétrer.

c. Citons un autre exemple encore plus remarquable de l'incapacité de l'observation directe à démêler les phénomènes de la nature. Rien, assurément, n'est plus anciennement connu et n'est plus vulgaire que le phénomène de la *rosée*, et pourtant il faut arriver jusqu'au commencement de ce siècle pour en trouver l'explication scientifique. On disait naguère que la rosée était le résultat d'une sorte de transpiration de la terre ou des plantes, que c'était une pluie fine venant de la région des étoiles, etc., ce qui était ou hypothétique ou absurde. Mais, vers 1813, un savant anglais, le docteur Wells, s'avisa de prendre deux thermomètres semblables, d'en coucher un sur le sol et de suspendre l'autre à 5 ou 6 mètres dans l'air; le lendemain matin, avant le lever du soleil, ce météorologiste constata que le thermomètre étendu sur la terre était plus froid de 7 à 8 degrés que celui qui était suspendu dans l'atmosphère; l'expérience plusieurs fois répétée pendant des nuits sereines donna constamment le même résultat; ce qui démontrait d'une façon évidente que le sol se refroidit beaucoup plus rapidement que l'air par le rayonnement nocturne. Dès lors, le phénomène si simple de la rosée, depuis si longtemps et si vainement étudié, fut dévoilé d'une façon très-nette : l'humidité de l'air se dépose sur le sol refroidi par la nuit comme elle se dépose sur les parois d'une carafe pleine d'eau fraîche.

d. Enfin, terminons par un exemple tiré de la chimie : Pendant que les métaux se rouillent ou s'oxydent, perdent-ils ou gagnent-ils du poids, ou encore restent-ils stationnaires? Cette question, qui aujourd'hui nous fait sourire, tant elle nous paraît naïve, a pourtant été débattue entre les physiciens et les chimistes pendant plusieurs siècles sans qu'ils aient pu en trouver la solution; il faut, pour la voir résolue d'une façon définitive, arriver jusqu'à la fin du siècle dernier, où Lavoisier la tranche d'une façon si naturelle à l'aide de la balance. On est étonné qu'un moyen aussi simple n'ait pas été employé plus tôt, tant il paraît naturel. Il en est ici de la balance de Lavoisier comme de l'œuf de Christophe Colomb à faire tenir sur sa pointe : les choses paraissent toujours simples une fois qu'elles sont trouvées.

Je crains que ces exemples, tous puisés dans les sciences exactes, ne paraissent insuffisants à la plupart des praticiens et que quelques-uns de mes lecteurs ne me demandent de leur prouver que la méthode expérimentale est aussi bonne dans les sciences d'application que dans les sciences pures. Je vais essayer de les satisfaire.

1° Lorsqu'une inflammation frappe les plèvres, il se forme dans leur sac deux produits : un *liquide*, appelé *épanchement pleurétique*, et l'autre *solide*, ce sont les fausses membranes. Ces deux produits suivent-ils de très-près le développement de la pleurésie? Sont-ils simultanés ou successifs? On l'ignorait. Mais pendant longtemps on a admis que les fausses membranes étaient le produit de la pleurite passée à l'état chronique. Il était très-important, au point de vue de la jurisprudence surtout, de savoir si cette opinion était fondée. Comment résoudre la question? Par la clinique? Il n'y fallait pas songer, car, d'une part, on n'a pas l'habitude de sacrifier les malades dans un but expérimental, et, de l'autre, parce qu'il est impossible de connaître le moment précis du développement spontané de la pleurésie chez le cheval. Restait la voie expérimentale, et c'est ce que comprit Dupuy. Ce savant professeur injecta dans la poitrine d'un sujet une solution légère d'acide oxalique qui développa une pleurésie factice; le lendemain, le sacrifice du sujet fit voir que l'épanchement et les fausses membranes se développaient simultanément et suivaient de très-près l'inflammation des plèvres. L'expérience plusieurs fois répétée donna toujours les mêmes résultats. La question était définitivement résolue par la voie expérimentale.

2° Jusqu'en l'année 1848, les vétérinaires étaient divisés sur la question de savoir si la péripneumonie du bœuf était contagieuse ou non. Un grand nombre d'observations cliniques prouvaient déjà les propriétés contagieuses de cette affection; néanmoins, il y avait encore un assez grand nombre de dissidents parmi les praticiens. Or, le gouvernement désirant prendre des mesures contre cette maladie épizootique, qui était une véritable calamité pour un certain nombre de nos départements agricoles, il fallait au préalable et d'une façon très-nette résoudre la question de contagion. A cet effet, une Commission, composée de savants, de vétérinaires et d'agronomes, fut instituée pour examiner expérimentalement la question sur un certain nombre d'animaux qui furent installés à l'Institut agronomique de Versailles, nouvellement créé. Vous fûtes, Monsieur le Directeur, nommé rapporteur de cette Commission et vous en devîntes, on peut le dire, l'agent principal. Votre rapport, qui est un véritable modèle, présenta une solution conforme du reste aux faits d'expérimentation, si nette et si précise que la question fut définitivement jugée et que toute dissidence disparut. Qui avait ordonné cette large expérimentation? Un ministre savant, l'illustre chimiste Dumas, alors chargé du ministère de l'agriculture et du commerce, et qui connaissait toute la valeur de la méthode expérimentale pour s'en être servi toute sa vie avec une grande habileté et un grand succès.

3° Malgré les anciennes expériences de Gohier, malgré les savantes recherches du docteur Rayer sur la transmission de la morve à l'homme, il restait encore de l'incertitude dans les esprits relativement aux propriétés contagieuses de cette affection sous la forme chronique. C'est ce qui décida naguère notre collègue M. Saint-Cyr à trancher la question par la méthode expérimentale; et ses expériences, si minutieuses, si exactes et si incontestables dans leurs résultats, comme vous le reconnaissez vous-même, Monsieur le Directeur, firent taire toute discussion sur ce point, désormais fixé par la voie d'expérience directe. Aussi n'est-ce pas sans surprise que nous lisons dans le plus récent traité de police sanitaire la phrase suivante : « Aussi, bien que jusqu'à ce jour, ni dans les expériences de Gohier, dont on a tant parlé, ni dans les faits ultérieurs, de pure observation, ni même dans les expériences plus probantes entreprises à Lyon et publiées par M. Saint-Cyr dans les dernières années du journal de l'École où il professe, il n'y a démonstration irréfutable de la transmissibilité de la morve et du farcin, bien réellement chroniques..... » Mettre en doute encore aujourd'hui les propriétés contagieuses de la morve est une chose vraiment étrange! Mais avec l'école clinicienne pure à quoi ne doit-on pas s'attendre!

Nous ne pousserons pas plus loin les preuves de l'excellence de la méthode expérimentale, même dans les sciences dites *appliquées;* dans celles-ci comme dans les sciences exactes, nous estimons que rien ne peut être définitivement et scientifiquement déterminé que par la voie expérimentale. Voyons maintenant où sont arrivées sous ce rapport les diverses branches de l'enseignement médical.

Un des plus grands savants de notre époque et de notre pays, M. Claude-Bernard, a fait naguère, au Collége de France, un cours sur ce qu'il appelle la *médecine expérimentale*. Dans ses leçons si pleines de clarté, de science et de bon sens, cet illustre physiologiste établit que la médecine, dans ses diverses branches, a parcouru trois phases ou périodes bien distinctes : 1º la période *empirique*; 2º la période d'*observation*; 3º la période d'*expérimentation*. Or, si ces périodes sont vraies pour la médecine humaine, elles doivent l'être aussi pour celle des animaux. Essayons donc d'examiner à ce point de vue les diverses branches de l'art de guérir et de constater à quelle période elles sont parvenues.

La physique et la chimie sont entrées depuis longtemps dans la période expérimentale; aussi les appelle-t-on sciences *positives*, sciences *exactes*. On les a longtemps qualifiées de sciences *accessoires* de la médecine ou encore de sciences *préparatoires:* c'est ainsi que les considèrent encore beaucoup de personnes, même dans l'enseignement médical. Cependant cette manière de voir tend de plus en plus à disparaître, et les personnes douées d'un véritable esprit scientifique les regardent plutôt comme des sciences *fondamentales*. Ces sciences, en effet, ne sont pas seulement utiles par les connaissances générales qu'elles fournissent sur l'ensemble de la nature, par les secours qu'elles prêtent à toutes les branches de la médecine, elles sont précieuses surtout par les méthodes rigoureuses qu'elles emploient pour établir ce qu'on appelle la *vérité scientifique*. Ce sont les sciences modèles sur lesquelles toutes les autres doivent se mouler si elles veulent marcher résolûment dans la voie du progrès.

Dans les diverses branches de l'histoire naturelle, nous choisirons de préférence la physiologie animale comme objet de nos réflexions, et nous laisserons de côté la partie descriptive et l'anatomie, qui sont tributaires à la fois de l'observation et de l'expérimentation. Quant à la physiologie végétale, j'en dirai peu de chose, par la raison qu'elle est entrée depuis longtemps dans la période expérimentale ; la vie des plantes est des plus simples, en effet, et ne donne guère lieu qu'à des considérations de physique et de chimie ; aussi l'appelait-on naguère la *physique végétale*. Je préfère insister sur la physiologie animale, arrivée depuis peu dans la phase expérimentale, et à la transformation de laquelle tous les hommes de mon âge ont assisté.

Qu'était la physiologie, Monsieur le Directeur, lorsque nous étions l'un et l'autre sur les bancs? Une science à peu près conjecturale, qui se bornait à donner une définition incomplète et empirique des principales fonctions de l'organisme ; on l'appelait volontiers, à cette époque, le *roman* de la médecine, et cette qualification était d'autant plus exacte que l'ouvrage le plus suivi alors, même dans les Écoles vétérinaires, était le *Traité de physiologie* du professeur Richerand, beaucoup plus remarquable par la clarté et l'élégance du style que par le fond. Quant à celui de Magendie, beaucoup plus instructif, puisqu'il était basé sur l'expérimentation, il était peu goûté, et beaucoup de gens le dédaignaient, comme cela arrive pour tous les écrits qui devancent leur époque. Mais, peu à peu, grâce aux progrès incessants de la physique et de la chimie, grâce à l'introduction de la méthode expérimentale dans l'étude des phénomènes de la vie, grâce, surtout, aux efforts de Cuvier, de Flourens, de Magendie, de Longet, de Claude-Bernard, etc., et, dans notre modeste sphère, de Colin, de Chauveau, etc., en France, et de ceux d'un grand nombre de physiologistes distingués à l'étranger, la physiologie a subi depuis trente ans une métamorphose complète, et, grâce enfin aux méthodes rigoureuses qu'elle emploie, elle marche à grands pas sur les traces des sciences exactes et ne tardera pas à se trouver en plein dans la dernière période scientifique.

Mais si nous quittons les sciences pures pour pénétrer dans le domaine des sciences dites *appliquées*, telles que l'hygiène, la pathologie et la thérapeutique, quel contraste ne remarquons-nous pas, Monsieur le Directeur! Ces sciences ne sont encore, il faut bien l'avouer, qu'un mélange incohérent d'empirisme, d'observations imparfaites et d'un petit nombre de données expérimentales. C'est donc sur cette partie de la médecine, que l'on considère pourtant comme fondamentale, que le besoin de progrès se fait le plus vivement sentir et qu'il est le plus

utile de diriger la lumière de la méthode expérimentale. Y sommes-
nous tous également disposés? C'est ce que j'examinerai un peu plus
tard.

III. — Subordination des sciences médicales

Après ce coup d'œil rapide sur les sciences, sur les méthodes scientifiques et sur les diverses phases qu'a parcourues la médecine dans
son développement, je vais aborder une question qui paraîtra peut-être
oiseuse à certains esprits, mais qui, pour moi, est d'une grande importance : il s'agit de ce que j'appellerai la *subordination* des sciences
et des différentes parties de l'enseignement médical, question sur laquelle il y a de grandes divergences d'opinions. Pour certaines personnes, qui voient surtout le côté immédiatement utile des choses, les
sciences dites *appliquées*, comme l'hygiène, la pathologie et la thérapeutique, doivent occuper le premier rang; d'autres, au contraire,
voyant les choses de plus haut et estimant qu'une science vaut surtout
par sa méthode et sa précision, donnent le pas aux sciences pures ou
exactes, en considérant surtout que les progrès des premières sont entièrement subordonnés à ceux qu'accomplissent ces dernières. Je vous
demande donc la permission, Monsieur le Directeur, ainsi qu'à vos lecteurs, de développer avec soin, dans l'intérêt de tous, cette question
importante. Je commencerai par raconter une petite anecdote qui se lie
bien à mon sujet et lui sert d'introduction, en ce qu'elle peint cette double
tendance des esprits, même dans nos Écoles.

A une époque déjà lointaine, M. Yvart étant inspecteur des Écoles
vétérinaires, une réunion d'adieu à la fin d'une inspection, eut lieu sous
sa présidence à Lyon. Après avoir fait à chacun de nous les recom-
mandations qu'il avait à nous faire, M. l'inspecteur prit à partie
M. Chauveau, alors chef de service d'anatomie et de physiologie, et
lui reprocha je ne sais quelle négligence dans son service; notre collègue se défendit de son mieux et fit remarquer surtout qu'en suppo-
sant qu'il eût négligé quelques parties accessoires du service qui lui
était confié, il n'était pas resté oisif, qu'il avait fait des recherches, publié des Mémoires, etc. Alors M. Yvart, obéissant aux tendances pratiques de son esprit, lui répliqua : « Vous avez fait des recherches,

publié des travaux, fort bien; mais quelles applications en pourrons-nous faire à notre art? » M. Chauveau, poussé à bout, lui répondit un peu vertement : « Vos applications, je n'en ai nul souci, ce n'est pas à moi à les chercher; laissez-moi faire de la science pure, établir des lois scientifiques rigoureuses, et ne vous inquiétez pas du reste; lorsque le moment sera venu, d'autres que moi sauront en tirer parti, et les applications sortiront de mes recherches tout naturellement, comme le fruit naît de la fleur. » Je rappelais dernièrement cette petite scène d'intérieur à M. Chauveau, aujourd'hui directeur de l'École de Lyon, qui ne se la rappelait que confusément; mais il m'a autorisé à la faire connaître, parce que, dit-il, ses idées d'aujourd'hui sont conformes à celles qu'il a exprimées naguère. Comme c'est aussi ma manière de voir, je vais tâcher d'en démontrer la justesse.

Il convient d'abord de poser en principe que l'*expérimentateur* et l'*applicateur* sont presque toujours des hommes d'une nature très-différente. Le chercheur, l'inventeur, celui qui trouve et démontre avec rigueur des lois scientifiques nouvelles, a généralement une intelligence plus élevée et possède une portée d'esprit plus haute que l'applicateur; il doit donc être placé au premier rang, puisque l'avenir de la science est entre ses mains. Celui qui s'occupe principalement à faire sortir les applications des principes posés, des nouvelles lois scientifiques démontrées, est sans doute généralement d'un ordre intellectuel inférieur à l'inventeur; mais, en revanche, il possède presque toujours cette pondération de l'esprit, ce jugement droit, ce sens pratique des choses qui manque parfois au premier. Nous allons du reste, par des exemples bien choisis, démontrer cette filiation nécessaire et naturelle entre les idées de l'inventeur et de l'applicateur, et nous ferons voir que souvent une découverte scientifique est plus fertile en applications que ne l'avait soupçonné son auteur.

Lorsque, vers le milieu du xvii⁰ siècle (1643), Toricelli découvrit la pression atmosphérique et inventa le baromètre, pouvait-il prévoir les innombrables applications qui devaient découler de ses grandes découvertes? Évidemment non! Quand, quelques années plus tard (1650), Otto de Guéricke imagina le moyen de faire le vide et trouva le principe de nos machines pneumatiques modernes, se préoccupait-il des applications si variées, si nombreuses et si importantes qu'on en a faites depuis? Pas davantage. Mais bientôt, vers la fin du siècle, un homme de génie comme applicateur, Denis Papin, fit jaillir des découvertes de Toricelli et d'Otto de Guéricke une de ces grandes applications qui devait révolutionner le monde. J'ai nommé la *machine à vapeur*. Sans doute, on a contesté à Papin sa grande invention, on a prétendu qu'avant lui on avait imaginé plusieurs appareils plus ou moins analogues au sien etc. ; non-seulement il n'en est rien, mais encore cela est de toute impossibilité. Comprendrait-on, en effet, l'invention de la machine à vapeur avant la découverte de la pression atmosphérique et du vide? d'une machine dont l'organe essentiel, un piston, ne se meut que parce qu'il y a pression d'un côté et vide de l'autre? Dans cette circonstance, l'*art* aurait devancé la *science*, ce qui arrive bien rarement. En tout cas, cette découverte hâtive n'aurait donné que des résultats momentanés et incertains, comme tout ce qui est empirique, et non pas cette série de perfectionnements continus, basés sur la science, qui ont fait de la machine à vapeur un des plus grands chefs-d'œuvre de l'invention humaine.

Mais n'allons pas chercher des exemples aussi loin dans le passé, prenons-les dans les temps actuels. Lorsque M. Chevreul détermina d'une façon si nette et si précise la composition des corps gras, pouvait-il prévoir les nombreuses applications qui sortiraient de ses recherches? S'il avait pu les prévoir en ce qui concerne les acides gras, il ne pouvait certainement pas deviner celles que l'on fait actuellement de la glycérine. Quand M. Dumas découvrit la grande loi des substitutions chimiques qui domine et dominera longtemps toute la chimie organique, avait-il songé, pouvait-il prévoir les applications presque infinies qui y étaient contenues en germe? De toute évidence, non ! M. Pasteur, après ses découvertes si surprenantes sur les poussières atmosphériques, d'où est sortie la théorie si nette des prétendues générations spontanées et des fermentations, pouvait-il deviner lui-même toutes les applications qui en sont sorties et qui en sortent chaque jour? Cela est de toute impossibilité. Enfin, Oersted, Ampère, Arago, Faradey, pouvaient-ils prévoir les applications qui sortirent de leurs découvertes? Il est bien certain que non.

Il me serait facile de multiplier ces exemples en parcourant le cadre de l'enseignement médical, mais cela me paraît inutile à la thèse que je soutiens ici et qui n'est après tout que la théorie de la *division du travail* appliquée aux choses de l'intelligence : après *l'inventeur*, *l'applicateur*; après *l'homme de science*, *l'homme de l'art*: ainsi le veulent la nature des choses et la logique!

Mais sur des choses de cette gravité, je sens le besoin, Monsieur le Directeur, d'abriter mon autorité derrière des autorités si hautes que chacun puisse les accepter sans crainte et s'incliner avec respect devant elles, comme je le fais moi-même. J'en ai plusieurs sous la main, je choisis les plus grandes et je donne la préférence aux hommes de notre pays et de notre temps.

Voici ce que dit sur ce sujet Cuvier, une des plus grandes et des plus pures illustrations de la France : « Les grandes innovations pratiques ne sont que des applications faciles de vérités d'un ordre supérieur, de vérités qui n'ont point été cherchées à cette intention, que leurs auteurs n'ont poursuivies que pour elles-mêmes et uniquement entraînés par l'ardeur de savoir. Ceux qui les mettent en pratique n'en auraient point découvert les germes: ceux, au contraire, qui ont trouvé ces germes, n'auraient pu se livrer aux soins nécessaires pour en tirer parti. Absorbés dans la haute région où la contemplation les transporte, à peine s'aperçoivent-ils de ce mouvement, de ces créations nées de quelques-unes de leurs paroles. Ces ateliers qui s'élèvent, ces colonies qui se peuplent, ces vaisseaux qui fendent les mers, cette abondance, ce luxe, ce bruit, tout cela vient d'eux et tout cela leur reste étranger. Le jour qu'une doctrine est devenue pratique, ils l'abandonnent au vulgaire : elle ne les regarde plus. »

Une autre autorité non moins grande et plus spéciale, celle de M. Claude-Bernard, et que nous invoquons volontiers, parce que c'est un guide sûr, vient appuyer la thèse que nous soutenons ici par les paroles suivantes : « On peut concourir à l'avancement des sciences par deux voies distinctes : 1° par l'impulsion des découvertes et des idées nouvelles; 2° par la puissance des moyens de travail et de développement scientifique. Dans l'évolution des sciences, l'invention est sans contredit la partie essentielle. Toutefois, les idées nouvelles et

les découvertes sont comme des graines : il ne suffit pas de leur donner naissance et de les semer, il faut encore les nourrir et les développer par la culture scientifique; sans cela elles meurent ou bien elles
émigrent, et alors on les voit prospérer et fructifier dans le sol fertile
qu'elles ont trouvé loin du pays qui les a vus naître. »

Enfin, M. Pasteur, dont nous invoquons aussi l'autorité avec confiance, parce que c'est à la fois un savant éminent et un penseur profond, a fait entendre de son côté, sur le sujet qui nous occupe, les
paroles suivantes : « Les grandes découvertes, les méditations de la
pensée dans les arts, dans les sciences et dans les lettres, en un mot,
les travaux désintéressés de l'esprit dans tous les genres, les centres
d'enseignement propres à les faire connaître, introduisent dans le corps
social tout entier l'esprit philosophique ou scientifique, cet esprit de
discernement qui soumet tout à une raison sévère, condamne l'igno-
rance, dissipe les préjugés et les erreurs. Ils élèvent le niveau intellectuel, le sentiment moral; par eux, l'idée divine elle-même se répand
et s'exalte. » Enfin, ce savant ajoute cette réflexion, à laquelle nous
avons emprunté l'épigraphe de cet écrit : « Il n'existe pas une caté-
gorie de sciences auxquelles on puisse donner le nom de *sciences appliquées. Il y a la science et les applications de la science*, liées entre
elles comme le fruit à l'arbre qui l'a porté. »

Ces pensées et ces documents remarquables, nous les avons trou-
vés dans une lettre admirable publiée en 1871, au lendemain des
malheurs de la patrie, lettre qui nous a vivement frappé par l'éléva-
tion de la pensée, l'ardeur du patriotisme et la vigueur de la forme, et
que tous les amis de notre pays et de la science feront bien de lire et
de méditer (1).

D'après les considérations qui précèdent, on voit combien il est important de ne pas confondre la science proprement dite avec les applications dont elle est susceptible. Quand on cherche à trouver de nouvelles lois scientifiques ou à les démontrer par des moyens rigoureux,
on fait de la *science ;* mais quand on fait sortir des applications de principes scientifiques connus et démontrés, on ne fait plus de la science,

---

(1) *Moniteur scientifique* du docteur Quesneville, 1871, p. 176.

on fait de l'*art*. Par conséquent, celui qui cultive et perfectionne les sciences pures est un *savant*, il fait de la science ; tandis que celui qui fait sortir des connaissances fournies par les sciences exactes des applications aux besoins de la médecine et des arts n'est plus qu'un *artiste*, il fait de l'art. Il peut être, à la vérité, l'un et l'autre : savant par ses connaissances théoriques et artiste par les applications qu'il fait de ces connaissances aux besoins de sa profession. Mais comme c'est là un point très-délicat de la question que nous traitons ici et qui pourrait peut-être blesser quelques-uns de nos confrères, ce qui est bien loin de ma pensée et de mon intention, je demande la permission, Monsieur le Directeur, d'invoquer une autorité d'une haute compétence dans ces matières.

A l'occasion de la dernière invasion du choléra en France, en 1865 je crois, M. Velpeau fit à l'Académie des sciences l'importante déclaration qui va suivre et qui se lie au sujet que nous traitons ici : « Si, dit-il, la médecine, dans sa partie théorique, dans son enseignement, peut être considérée comme une *science*, en pratique, dans ses applications, ce n'est plus qu'un *art ;* c'est donc avec raison que l'on dit l'*art médical*, l'*art vétérinaire*. » En effet, quand un praticien, médecin ou vétérinaire, est auprès d'un malade, que fait-il ? Il fait application de ses connaissances théoriques ou scientifiques au cas qui se présente à son examen ; il s'en sert pour déterminer le siége et la nature de la maladie, pour en prévoir les conséquences, pour instituer un traitement convenable, etc. ; en un mot, il fait de l'art raisonné, mais non pas de la science.

C'est donc avec raison que M. Pasteur insiste pour qu'on ne confonde pas les sciences pures, qui sont les seules véritables sciences, avec les sciences dites *appliquées*, qui ne sont plus que de l'art. La science est un ensemble de principes et de lois rigoureusement démontrés par l'expérimentation ; les applications, au contraire, ne sont que des déductions de ces principes et de ces lois, utilisés dans des circonstances données. Voilà pourquoi tous les arts, y compris celui de la médecine, sous peine de rester purement empiriques et stationnaires, doivent être précédés d'une initiation scientifique d'autant plus efficace qu'elle aura été plus complète et plus rigoureuse.

Remarquez, en effet, Monsieur le Directeur, que l'industriel ou le manufacturier vraiment digne de ce nom, ne procède pas dans son instruction autrement que le médecin ou le vétérinaire. Il commence par s'initier à l'étude de la mécanique, de la physique, de la chimie, de l'histoire naturelle, etc. ; puis il fait l'application des principes puisés dans ces sciences exactes à la transformation des matières premières, minérales, végétales ou animales, en produits manufacturés. Il s'applique surtout à instituer des procédés rationnels déduits des principes scientifiques connus ; il en fait des applications aux besoins de son industrie, il fait de l'art, mais non de la science. Les industriels n'ont jamais eu la prétention de faire avancer la science pure, d'établir par les opérations de leurs usines de nouvelles lois scientifiques ; ils s'appliquent à perfectionner l'industrie à laquelle ils se sont voués et pas autre chose. Si, en 1811, le salpêtrier Courtois, de Paris, découvrit l'iode, ce fut fortuitement, et il eut le bon esprit d'en confier l'examen à Gay-Lussac, beaucoup mieux à même que lui de faire l'étude scientifique du nouveau corps.

J'espère que nos confrères ne verront rien de blessant dans l'assimilation que je fais ici de l'art médical avec les arts industriels. Le médecin, le vétérinaire et le manufacturier font donc, les uns et les autres, quand ils sont auprès de leurs malades ou dans leurs usines, des applications de la science, de l'art, mais non pas de la science. Par leurs études antérieures ou par leurs efforts personnels, ils peuvent être des savants ou le devenir ; mais quand ils mettent ces études en pratique, en application, ce ne sont plus des savants, ce sont des artistes. Qui dit cela ? M. Velpeau, un des plus grands médecins de notre époque.

Les cliniciens et les pathologistes ont, sur les phénomènes qu'ils sont appelés à étudier, des idées qui me semblent erronées et qui expliquent jusqu'à un certain point l'espèce de dédain qu'ils professent pour les sciences exactes. Ils posent en principe que les phénomènes pathologiques, objet de leurs études, n'ont aucune liaison avec les lois de la physique et de la chimie ; il en est même qui vont plus loin et qui affirment que ces phénomènes sont aussi en dehors des lois physiologiques. Ces idées, que l'on peut qualifier de surannées, n'existent pas seulement dans les Écoles vétérinaires et parmi les praticiens, mais on les trouve aussi dans les facultés de médecine, ainsi que dans le corps médical. Comme cette opinion me paraît fausse et de nature à entraver les progrès de la médecine en général, je vais entreprendre de la combattre, et pour cela je vais tâcher de remonter à son origine.

IV. — ÉCOLE CLINICIENNE

Pendant longtemps une *école*, que l'on appelle *vitaliste*, a régné presque d'une façon absolue dans l'enseignement médical. La Faculté de Montpellier a été longtemps le centre de cette école scientifique ou philosophique; la Faculté de Paris, beaucoup plus positive, et qu'on qualifiait alors d'École *organicienne*, essayait de réagir contre ces tendances purement spéculatives des esprits, mais n'y réussit qu'incomplétement, comme en témoignent les écrits d'un bon nombre de ses professeurs. Il y a quarante ans, alors que j'étais sur les bancs de l'École, on posait encore en principe, dès le début du cours de physiologie, que les phénomènes qui se passent dans les êtres organisés n'ont rien de commun avec ceux de la nature morte, et que les lois de la physique et de la chimie ne sont d'aucune application dans l'étude de la vie des plantes et des animaux. Dans un traité de physiologie alors en vogue, celui du professeur Adelon, on allait jusqu'à nier les phénomènes physiques et chimiques de la respiration. Après avoir fait connaître tout ce qui avait été écrit sur cette fonction par les physiciens et les chimistes, l'auteur n'en tirait pas moins cette conclusion singulière : qu'il n'y avait rien de physique et de chimique dans cette fonction et que c'était un acte purement *organique* et *vital*. C'était du reste la formule consacrée, et ce que ce physiologiste disait de la respiration il le répétait invariablement pour toutes les autres fonctions. On avait créé pour les besoins de la cause une entité dynamique, une force spéciale, la *force vitale*, qui servait à tout expliquer, sinon dans les choses, au moins dans les mots. Ces idées, aujourd'hui si loin de nous, paraîtront probablement si étranges à tous ceux qui sont au courant des progrès de la physiologie actuelle, qu'ils seront tentés de les révoquer en doute; mais j'ai cité l'auteur et son livre; il leur est donc loisible d'en consulter le texte.

C'est à peu près vers la même époque que commença le règne de la *physiologie expérimentale*, sous l'impulsion puissante de Magendie. Ses premières tentatives furent d'abord accueillies avec indifférence ou rejetées avec dédain; mais peu à peu il eut des imitateurs, soit à l'étranger, soit en France; parmi ces derniers, il faut surtout mentionner son élève le plus illustre, son successeur au Collége de France, M. Claude Bernard, que l'on peut considérer comme le véritable créateur de la physiologie scientifique.

Aujourd'hui, dans l'étude d'un phénomène physiologique, au lieu de se livrer à des considérations théoriques et hypothétiques sur sa nature, on préfère le décomposer en quelque sorte en ses éléments et étudier successivement ce qu'il y a de physique, de chimique et d'organique; et au lieu de procéder à cette étude, comme on le faisait autrefois, par la méthode empirique, c'est-à-dire par l'emploi exclusif des organes des sens, on se sert de la méthode expérimentale et on fait intervenir, pour plus de précision, les appareils en usage dans les sciences exactes; on emprunte au cabinet du physicien ses instruments les plus précis et les plus délicats; au laboratoire du chimiste, ses procédés d'analyse et de dosage, ou bien on imagine des appareils ou des moyens spéciaux ayant les mêmes qualités et conduisant plus rapidement au but. C'est par l'ensemble de ces moyens que les physiologistes actuels, et dans un espace de temps relativement assez court, sont parvenus à amener la physiologie à ce haut degré de perfectionnement et à la rendre digne de figurer bientôt au nombre des sciences exactes.

Il est une autre opinion que certains pathologistes arriérés professent encore et que je ne puis accepter, parce qu'elle me paraît de nature également à nuire aux progrès de notre art et que, comme telle, je crois devoir combattre dans l'intérêt de tous : c'est de soutenir que les phénomènes pathologiques sont tout spéciaux et n'ont rien de commun avec les phénomènes physiologiques. Cette opinion étrange, heureusement de plus en plus rare, est en contradiction manifeste avec ce principe accepté par tous, même par ceux que je combats : que la physiologie est la *base* de la médecine. S'il en est ainsi, et la chose n'est pas douteuse, il y a donc entre la pathologie et la physiologie une liaison forcée et nécessaire; enfin, comme les connaissances physiologiques et les progrès

qu'elles accomplissent chaque jour sont subordonnés au perfectionnement de la physique et de la chimie, il en résulte que les sciences pathologiques ne sont pas si désintéressées qu'on a voulu le dire des progrès des sciences dites *accessoires*. Du reste, sur la liaison qui existe
entre la physiologie et la pathologie, je m'en rapporte à une autorité
souvent invoquée ici, celle de M. Claude Bernard : « Nous ne devons
jamais établir de séparation réelle entre les phénomènes physiologiques
et les phénomènes pathologiques, dit-il, ces derniers n'étant que des
modifications ou des altérations des premiers. Il n'y a, en réalité,
qu'une seule physiologie, qui comprend l'étude des fonctions à l'état
physiologique et à l'état pathologique. »

Ces principes généraux étant posés, nous allons revenir en quelque
sorte à notre point de départ et rechercher les causes de l'infériorité de
l'esprit scientifique des vétérinaires actuels comparativement aux an-
ciens médecins vétérinaires, élèves de Dulong. D'après ces principes, il
est facile de deviner que nous attribuons cette espèce d'affaissement de
l'esprit scientifique des praticiens actuels à la prédominance exagérée
qu'on a donnée dans l'enseignement vétérinaire aux sciences dites *appliquées* et surtout à la prééminence qu'a acquise dans les écoles vétérinaires ce que j'appellerai l'école *clinicienne* et dont M. Renault
est le chef incontesté et incontestable. C'est ce que je vais essayer de
démontrer avec la plus complète modération et avec toute l'exactitude
d'un historien impartial.

Je commence par déclarer hautement, Monsieur le Directeur, que je
n'ai nullement l'intention ni de blâmer ni de critiquer M. Renault; je
me bornerai à constater les faits, à examiner ses paroles et ses actes
au point de vue où je me suis placé, et j'aurai pour sa personne et son
talent la plus complète déférence, car il s'agit ici d'erreurs de jugement
et non pas d'erreurs de conscience. Je me garderai surtout très-soi-
gneusement d'amoindrir cette personnalité, qui est une des plus grandes
de l'enseignement vétérinaire. Je ne suis pas assez inintelligent pour
croire qu'en abaissant un adversaire on s'élève soi-même; c'est là une
erreur déplorable malheureusement trop fréquente parmi nous et qui
ne peut être que très-nuisible à la corporation tout entière. Aussi, bien
loin de chercher à tirer sur mes frères d'armes, je dirai avec un philo-

sophe moderne, Doudan : « Avant tout, ne tirons pas sur les nôtres! »

Pour bien comprendre les idées et les actes d'un homme, il faut tenir compte du milieu et des circonstances où il a vécu. Par conséquent, pour bien comprendre les idées de M. Renault et le rôle qu'il a joué à l'École d'Alfort, il faut remonter dans le passé de ce grand établissement d'enseignement vétérinaire.

Pendant près d'un demi-siècle, cette École a eu la chance de voir se succéder dans l'enseignement de la pathologie et au service de la clinique, une série d'hommes très-remarquables ; ce sont : Dupuy, Barthélemy aîné, Vatel, Renault, Delafond et H. Bouley. On comprend donc que, sous l'influence successive de pareils maîtres, l'enseignement théorique et pratique de la pathologie ait pris une extension de plus en plus grande et en quelque sorte envahissante. Aussi, quand M. Renault fut successivement professeur de clinique et directeur de l'École d'Alfort, cette partie de l'enseignement devint tout à fait fondamentale, et le reste, en dépit du talent des professeurs qui en étaient chargés, fut relégué au second plan et devint réellement, selon l'expression consacrée, la partie *accessoire* des connaissances données aux élèves (1). Cette tradition fut continuée par le brillant successeur de M. Renault, et on peut dire que, malgré le départ de ce maître éminent, elle se continue encore.

M. Renault, chacun le sait et tout le monde le proclame, était un praticien hors ligne : c'était le *clinicien* fait homme. A un savoir profond, à une sagacité rare dans l'établissement du diagnostic, qualités qui font le grand médecin, il joignait la sûreté et l'habileté de la main, qui constituent le chirurgien hors ligne; il était donc, sous ces deux rapports, aussi complet que possible. Il est résulté de ces qualités et de ces dispositions d'esprit une grande confiance de la part de M. Renault dans les résultats de l'observation clinique; cette confiance était si grande qu'il plaçait le fait clinique au-dessus du fait expérimental, comme cela ressort de plusieurs de ses travaux. Aussi, quoiqu'il ait manié plus que personne la méthode expérimentale, il n'en a pas tiré

---

(1) Cela est si vrai, que la *physiologie*, base de la médecine, n'était pas professée à l'École d'Alfort. Chacun sait que le professeur Rigot n'a jamais fait de cours de physiologie sérieux.

tout le parti désirable, en raison de cette idée préconçue. Pour lui, le fait expérimental était destiné à appuyer ou à compléter les données fournies par la clinique, les contrôler au besoin, mais jamais à les contredire, ce qui était, de toute évidence, contraire à la vérité et à la nature des choses. Il n'aurait eu, pour s'en convaincre, qu'à se rappeler l'expérience si remarquable de son maître Dupuy, qui, en injectant une solution d'acide oxalique dans les plèvres du cheval, fit connaître d'une façon certaine le moment précis où les fausses membranes de la pleurésie prennent naissance, moment que la clinique avait été jusque-là impuissante à révéler, comme nous l'avons dit précédemment.

M. Renault était pourvu du diplôme de médecin-vétérinaire et il s'en faisait gloire; il était donc élève de Dulong, et l'influence de ce maître illustre s'était fait sentir sur lui comme sur ses condisciples; car, il faut le reconnaître, M. Renault était doué au suprême degré de l'esprit scientifique, comme cela se remarque dans les précautions très-minutieuses qui environnaient chacune de ses expériences; malheureusement, tout cela était souvent gâté par des idées préconçues puisées à la clinique et par une connaissance incomplète de la méthode et des instruments de précision en usage dans les sciences exactes. Il avait surtout un profond dédain pour le microscope, dont il avait négligé d'apprendre le maniement. Beaucoup de lecteurs de ce journal peuvent se rappeler encore la campagne malheureuse qu'il entreprit contre cet instrument à la Société centrale vétérinaire et où son collègue et ami M. Delafond, qui était un micrographe habile, fut si malmené. Et, chose bien étrange, l'influence de M. Renault sur l'esprit de ses élèves était si grande, que beaucoup d'entre eux, même ceux qui sont entrés dans l'enseignement, ont conservé une sorte d'éloignement pour le microscope; tandis que M. Delafond, qui était pourtant un maître d'une grande autorité, n'a fait qu'un petit nombre de prosélytes.

Que dirait M. Renault, s'il pouvait renaître et reprendre ses fonctions d'inspecteur, en voyant l'instrument qu'il a méconnu régner presque en maître dans nos Écoles? A Lyon surtout, il verrait le microscope largement installé dans tous les services et mis à la disposition des élèves; il trouverait même quelques-uns de ces appareils entre les mains de certains de ces jeunes gens et placés en quelque sorte entre leur boîte de scalpels et leur trousse d'instruments de chirurgie! J'ai trop bonne opinion de notre honoré et regretté inspecteur pour ne pas admettre, sans hésitation, qu'il serait ravi de voir ce perfectionnement et qu'il applaudirait des deux mains à l'addition de ce moyen puissant d'investigation dans les démonstrations et les recherches scientifiques.

Les paroles et les actes d'un homme ont d'autant plus de portée qu'il a plus d'autorité et qu'il occupe une position plus élevée dans sa profession. A ce compte, les hommes éminents, dans chaque corporation, peuvent donc avoir une influence heureuse ou fâcheuse, selon que leurs idées sont justes ou erronées, car les hommes les plus distingués ne sont pas exempts des erreurs du jugement qui sont le partage de tous les humains. Dans les sciences surtout, un homme d'une grande valeur peut, à un moment donné, être un instrument puissant de progrès et plus tard lui faire obstacle en méconnaissant le sens du mouvement scientifique. Voyez, par exemple, Monsieur le Directeur, ce qui est arrivé pour Broussais. Il est certain que ce célèbre réformateur a rendu de grands services à la médecine en apprenant à mieux connaître et à traiter plus rationnellement les *maladies aiguës*, fort mal étudiées avant lui; mais plus tard il est devenu un obstacle aux progrès de la science médicale en ramenant toutes les maladies à la même entité morbide, l'*inflammation*, quels que soient le siége des organes et la nature de leurs tissus; en donnant à toutes les phlegmasies, comme point de départ hypothétique, une prétendue gastro-entérite; enfin, en instituant une thérapeutique trop uniforme et consistant uniquement dans l'appauvrissement du sang, cause des désordres inflammatoires, par les saignées, la diète et les émollients.

La prépondérance que M. Renault s'est appliqué à donner à l'enseignement clinique à l'École d'Alfort et qui s'est étendue aux deux autres Écoles, quoique à un moindre degré, est pour moi une des causes principales de l'espèce de décadence de l'esprit scientifique des vétérinaires et de la stérilité relative que l'on remarque dans nos annales; car, par ce moyen, il a placé en première ligne les sciences d'application et a relégué au second rang les sciences exactes, qui sont les sciences créatrices et les véritables instruments des progrès de toutes les autres. Mais, nous le répétons, les circonstances ont amené peu à peu le chef de l'école clinicienne à l'exagération de cette partie de l'enseignement qu'il avait rendue si prospère et si brillante. Depuis, ses fonctions d'inspecteur avaient modifié ses idées sous ce rapport, et il n'est pas douteux pour moi que, s'il les avait exercées plus longtemps, il eût accordé à chaque portion de l'enseignement médical l'importance qui lui est due.

Enfin, cette prépondérance du professeur de clinique, à laquelle M. Renault attachait tant de prix, reposait, je crois, sur une confusion qui s'était établie dans son esprit entre le rôle *scolastique* de ce professeur et son rôle *scientifique*. Il est certain qu'au point de vue de l'enseignement le professeur de clinique occupera toujours un rang distingué, à cause de l'utilité en quelque sorte immédiate de ses leçons; c'est lui, en effet, qui est chargé à la fois des principaux rapports de l'École avec le public et de guider les élèves pendant leurs deux dernières années dans les choses pratiques de leur métier et d'en faire, en un mot, des praticiens, des vétérinaires; à ce point de vue, sa prépondérance est toute naturelle. Mais au point de vue scientifique, c'est autre chose; sans doute, il peut enrichir la science par des données nouvelles sur les maladies des animaux et sur les vertus curatives des médicaments, et ces données seront d'autant plus précieuses qu'elles auront été recueillies avec plus de soin et de rigueur scientifique. Seulement, il est important que le professeur de clinique soit dégagé de tout esprit de système, qu'il cherche la vérité avec franchise et qu'il se tienne au courant des progrès des sciences pures, afin d'en faire l'application aux objets de ses études. Trouve-t-on souvent des hommes doués de toutes ces qualités? Bien rarement, il faut en convenir. Aussi le dédoublement du service de la clinique réalisé depuis plusieurs années à l'École de Lyon, doit-il être considéré comme le moyen le plus certain d'assurer le progrès dans cette partie de l'enseignement. Cette création sera l'éternel honneur de celui qui l'a conçue et réalisée, notre regretté et vénéré directeur M. Rodet.

La réputation d'un établissement d'instruction spéciale doit reposer sur l'ensemble des sciences qui entrent dans son cadre et non pas exclusivement sur une portion de cet enseignement; par conséquent, une école, une faculté peuvent tirer un lustre momentané de l'éclat donné à la clinique par un homme d'un mérite exceptionnel; mais cet homme disparaissant, cet éclat momentané disparaît avec lui et l'établissement semble ainsi déchoir, même en restant stationnaire; tandis que si sa réputation est basée sur l'ensemble de son enseignement, sa renommée sera moins éclatante peut-être, mais elle sera plus durable et sujette à moins de vicissitudes. Je n'en veux pour preuve que celle dont jouit l'École de Lyon, aujourd'hui si bien établie et de si bon aloi; cette réputation est-elle fondée sur l'éclat exclusif de son enseignement clinique? Je n'hésite pas à répondre par la négative. Elle est établie sur une plus large base : elle repose sur le mérite des professeurs qui se sont succédé dans cet établissement, surtout depuis trente ans. Ce qui le prouve, c'est que presque tous les livres classiques qui sont entre les mains des élèves des trois Écoles sont l'œuvre des professeurs de cette École ou des élèves qui en sont sortis. Or, chacun sait que les livres classiques vétérinaires, qui s'adressent à un public très-restreint, ne produisent ni honneur ni profit; les auteurs, en les publiant, tout en donnant des preuves de leur talent, témoignent surtout de leur dévouement à la tâche qui leur est confiée, car le livre est toujours le complément nécessaire des leçons, qui ne laissent souvent dans l'esprit des élèves qu'une impression fugitive.

Enfin, il est un autre point très-important pour un établissement d'enseignement scientifique et dont bien peu de personnes paraissent se préoccuper : c'est l'existence d'une doctrine et d'une méthode de recherche. La doctrine de l'École de Lyon est de placer les sciences exactes avant les sciences appliquées et de mettre le fait expérimental au-dessus du fait clinique; sa méthode est la méthode expérimentale, soit comme moyen de démonstration, soit comme instrument de progrès dans toutes les branches de son enseignement. Ainsi armée et confiante dans l'avenir, elle pourra perfectionner peu à peu les diverses parties de la science complexe qu'elle est chargée d'enseigner; et se produisît-il même quelque défaillance dans son personnel enseignant, que, grâce à sa méthode, au bon esprit scientifique de l'École, elle pourrait encore suffire à sa double tâche : enseigner la science faite et la pousser dans la voie du progrès.

Quelques esprits chagrins s'imaginent peut-être qu'en écrivant ce qui précède mon but principal a été de chanter les louanges de l'École de Lyon à laquelle j'ai eu si longtemps l'honneur d'appartenir. Bien que ce mouvement fut très-naturel de la part de son élève reconnaissant, telle n'a jamais été pourtant mon intention. A quoi bon, du reste? les faits sont là et ils parlent avec plus d'autorité que je ne pourrais le faire moi-même; d'autant plus que j'ai toujours eu un éloignement invincible pour ce qu'on appelle les *intérêts de clocher*, car sous ces prétendus intérêts s'abritent souvent l'égoïsme, l'ambition ou l'intolérance de quelques hommes; et parmi les maximes du catholicisme il en est une que j'ai toujours repoussée comme inique : c'est celle qui prétend que *hors de l'Église il n'y a point de salut*. D'après cela, on doit deviner que je ne suis pas de ceux qui prétendent, comme cela se dit ailleurs, que *hors de mon école il n'y a rien de bon*, attendu que ce serait à la fois une injustice et une ineptie.

Voilà cette longue lettre terminée, Monsieur le Directeur; mais, avant de la clore, je tiens à faire, d'une façon solennelle, ma profession de foi sur les sujets débattus :

I. Au-dessus des intérêts de l'École de Lyon, à laquelle je suis profondément dévoué, je place ceux des trois Écoles ;

II. Au-dessus des intérêts des trois Écoles, je place les intérêts de la profession vétérinaire ;

III. Enfin, au-dessus des intérêts de la profession vétérinaire, je place les intérêts de la France.

J'imagine que tout honnête homme et tout bon citoyen sera de mon avis.

J'ai dit.

Veuillez agréer, Monsieur le Directeur, la nouvelle assurance de mes sentiments respectueux et dévoués.   F. Tabourin.

Alger, le 15 décembre 1876.

74653 Paris. — Typographie de Vᵉˢ RENOU, MAULDE et COCK, rue de Rivoli, nᵒ 144